JN244626

ともに あり続けること

堂園晴彦

Dozono Haruhiko

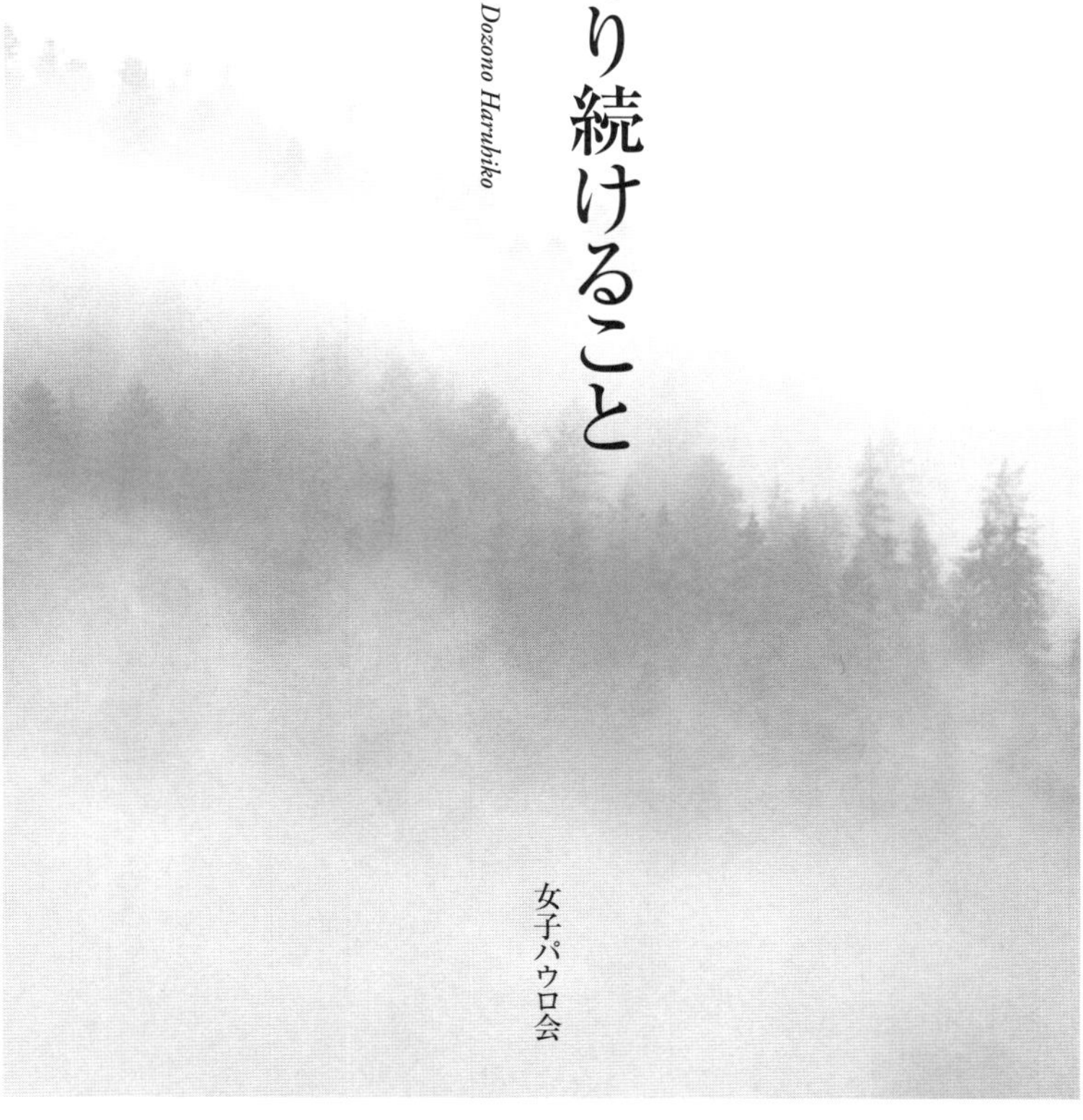

女子パウロ会

ともにあり続けること　もくじ

ブックデザイン　佐藤 克裕
本文挿絵　矢野 滋子

戸を開けて春風にそよごうよ

人は
生まれた時刻も
死んだ時刻も
他人に決められる
他人に支配されて
生きている
そうだとすると

人は
自分で自分を
変えることはできない
自分を支配している
他人でしか
変えることはできない

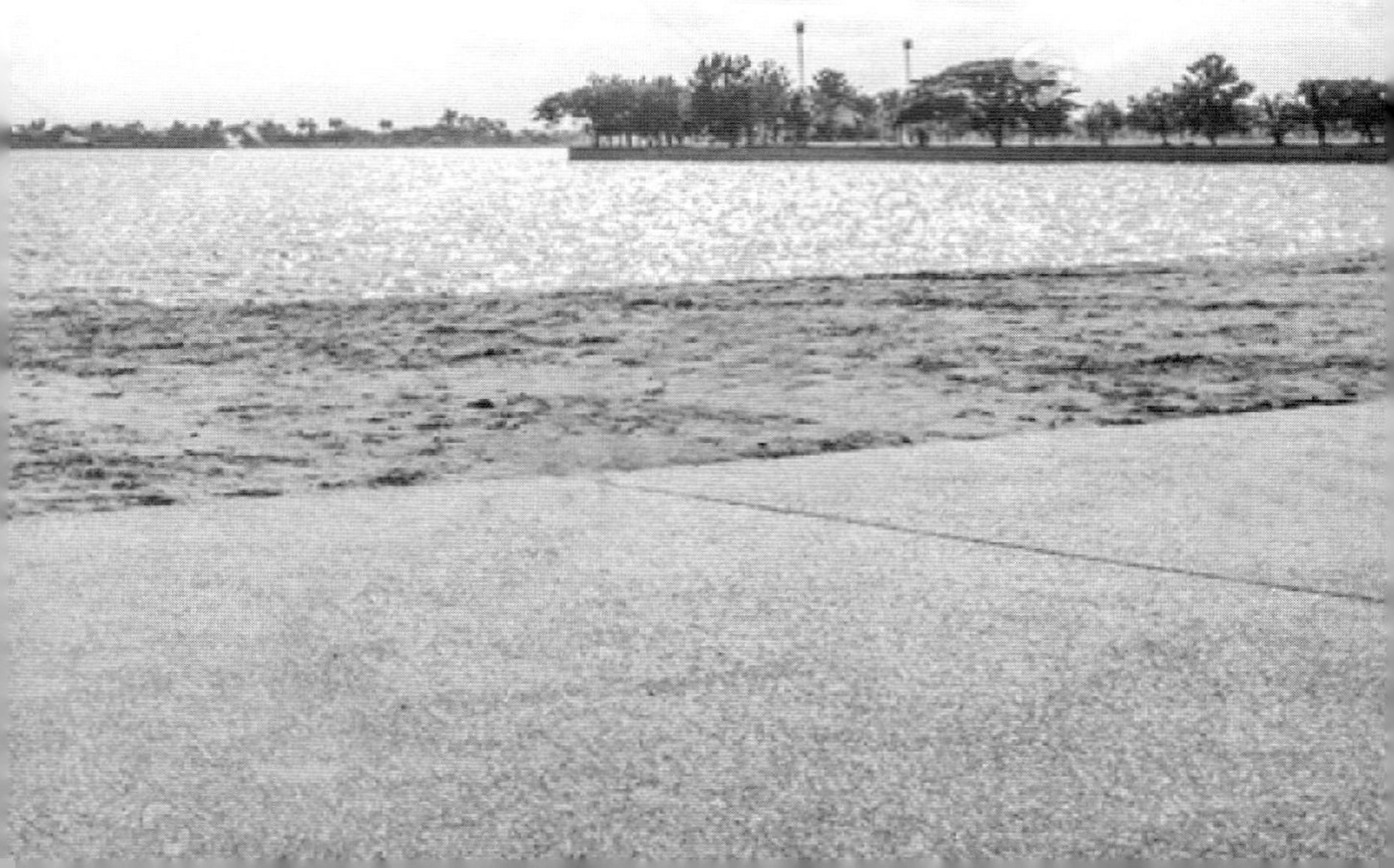

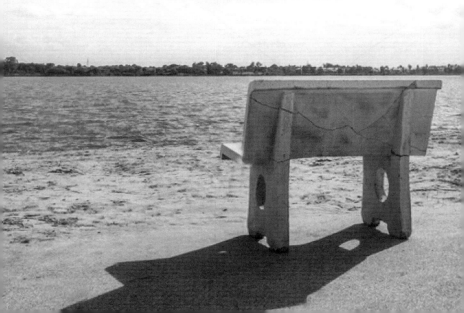

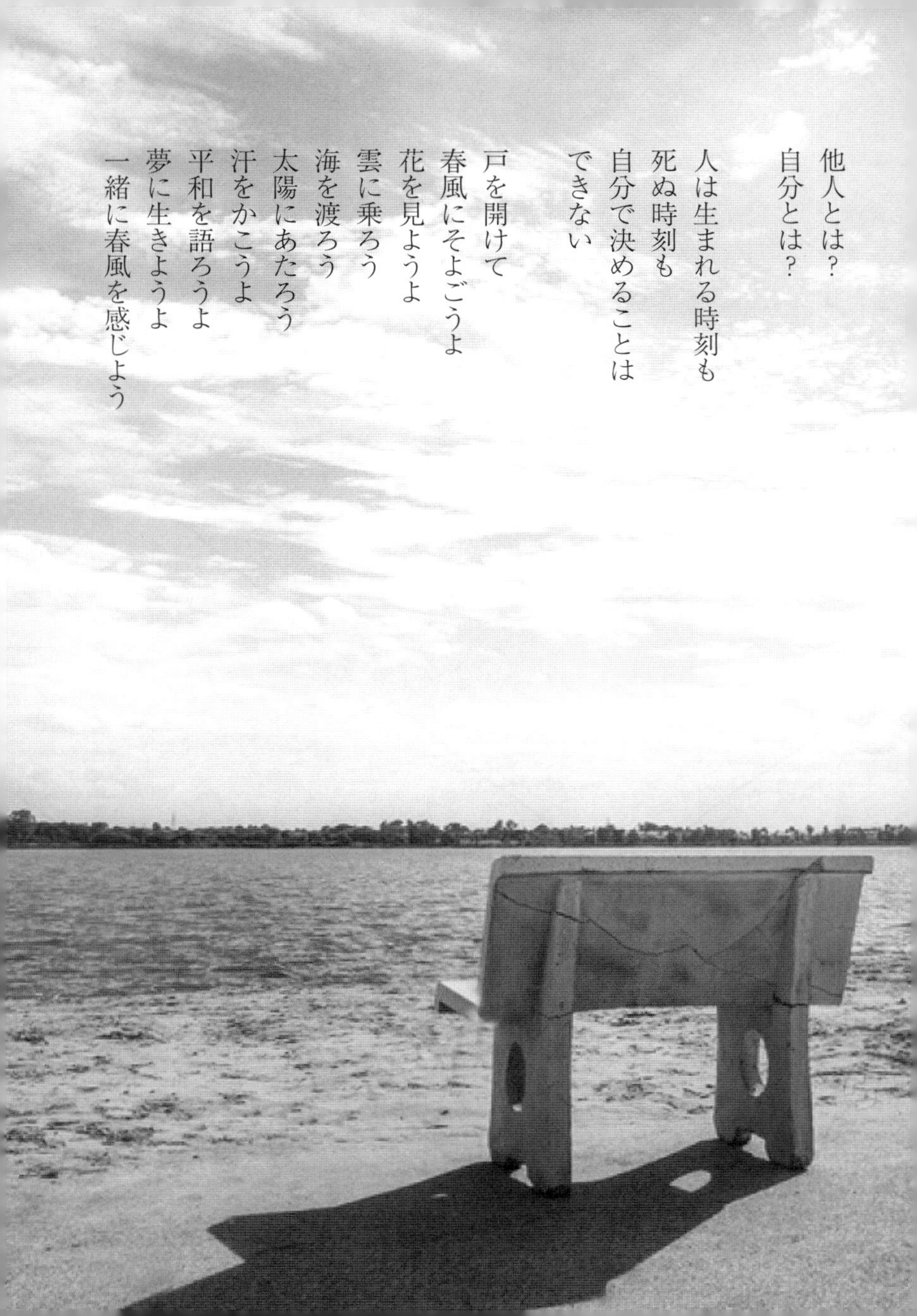

他人とは？
自分とは？

人は生まれる時刻も
死ぬ時刻も
自分で決めることは
できない

戸を開けて
春風にそよごうよ
花を見ようよ
雲に乗ろう
海を渡ろう
太陽にあたろう
汗をかこうよ
平和を語ろうよ
夢に生きようよ
一緒に春風を感じよう

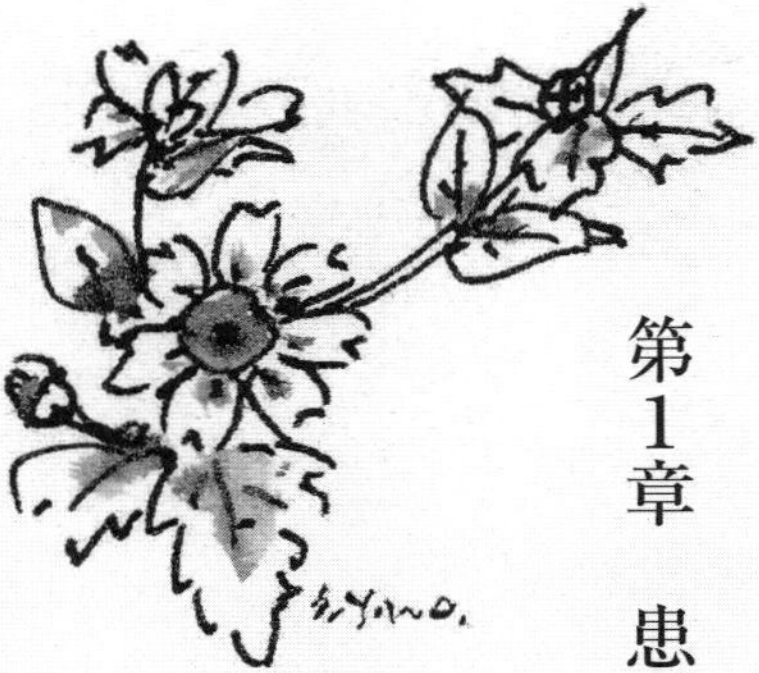

第1章　患者さんの五感から学ぶ

生活臨床とは、ともにある医療

「生活臨床」という題で文章の依頼がありました。「生活臨床」の意味を「生活」と「臨床」、それぞれを辞書で調べてみました。

「生活」は生きて活動すること。世の中で暮らしていくこと。

「臨床」は病人の床の側にいること。診察・治療すること。

わたしは「生活臨床」とは、がんという病を例にとれば、「がんのない本来の自分」から、「がんがある不自然な自分」になった患者さんを、亡くなる寸前でも「がんがあっても本来の自分」として生きられるように、「ともにある」医療と理解しました。亡くなる寸前までいろいろな患者さんと「ともにいた」風景をつづってみました。

「おばあちゃんは天使になった」
―香り（鼻）―

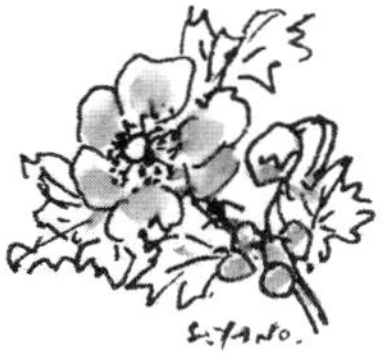

胆のうがんの患者さんが入院していました。六十五歳の凛《りん》とした女性です。自分の残された時間があまり長くないことを感じていたようです。ある日、アソシエイター（アロママッサージや美容を担当する人）に逝くときの身支度やお化粧を頼みました。

この患者さんのことを大好きだったお孫さんの目を通して、亡くなる前日にアソシェイターがお手伝いした光景と、静かな最期を見守った家族の模様です。

おばあちゃんは長いあいだ病気だったので、もうあまり先が長くないことを知っていました。

金曜日の夜にお母さんに言いました。

「もうあまり先がないと思うから、みんな呼んでちょうだい。みんなに囲まれて死にたいから……」

土曜日に、親戚のみんなが集まりました。

日曜日には、病院の人やお母さんがお手伝いをして、おばあちゃんはお風呂に入りました。おじいちゃんは、おばあちゃんの手と足を蒸しタオルで温めてから丁寧に爪を切りました。やすりもかけました。

おばあちゃんは爪を切っているおじいちゃんに、

「足の爪は短くてもいいけど、手の爪は死んだらマニキュアを塗るからあまり短く切らないで」

と頼みました。そして、

「マニキュアはラメ入りのうすいピンク色ね」

とお願いしました。

それから、いつもはオレンジや紅い口紅をつけていましたが、最後につける色はピンクを頼みました。ピンクのほうが優しい顔に見えるからだそうです。

香水は「エタニティー（永遠）」という名前の香りを希望しました。

亡くなったときに着る服は、もう何日も前からおばあちゃんのお姉ちゃんに「天使みたいな服を縫って欲しい」と頼んでありました。そして、首がやせて気になるので、オーガンジーのリボンを首にふわっと結んでほしいと頼みました。

マニキュアの色も、口紅の色も決まり香水も決まりました。お風呂に入って爪もきれいにそろえました。

でも、なかなか死なないので、おばあちゃんは先生に言いました。

「先生、もうわたしは準備ができました。そろそろお願いします。」

先生は、

「そうですね。あなたはすっかり準備が整いましたね。でも、ご家族のみなさんのほうは、まだ準備ができてないようですよ。みなさんの準備ができたら、ちゃんと天国へいけますからね」

と答えました。

おばあちゃんは、

「わかりました。みんなの準備ができるまで待ちます」

と笑いながら言いました。

お父さんもお母さんも、おばあちゃんが今まで一生懸命頑張ったので、お別れの心の準備をすることにしました。わたしも始めました。それから二日後の火曜日に、ゆっくりと静かにおばあちゃんの息が止まりました。

おばあちゃんが希望したとおりの色のマニキュアを塗り、ピンクの口紅をつけ、香水を天使のような服にふりかけました。

おばあちゃんの遺体といっしょに病院から家に帰るときに、

「おばあちゃん、これから天国へ行くぞ！」

と病院の玄関で、先生が大声を出して言いました。おばあちゃんの顔もいっしょに笑ったような気がしました。

―光（目）―
光りのバトンタッチ

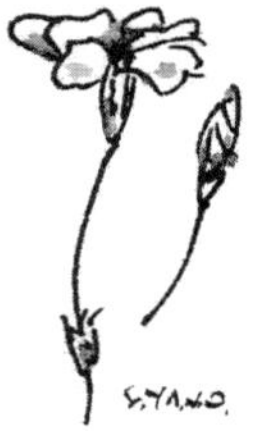

鹿児島で臓器移植医療の日本の第一人者の藤堂省先生の話がありました。

わたしは今から三十一年ぐらい前に、藤堂先生が当時働いておられたピッツバーグの病院に移植の短期研修に行ったことがあり面識がありました。懇親会で、今ホスピス医療をしていることをお話ししました。

「ホスピスで亡くなられる方でも移植は可能ですか」

と尋ねると

「角膜移植は可能です」

と教えてくださいました。

不思議なもので、そのすぐ後、がん終末期に入院してこられた方が、臓器提供を

希望されておられ、わたしが
「角膜提供は可能です」

と話すと、

「よろしくお願いします」

と答えられ奥様も、

「本人は今まで自分の思いどおりに生きてきたので、本人の希望にそってください」

と話されました。

亡くなり、鹿児島大学の眼科に連絡し、早朝でしたが駆けつけてくださり、無事提供できました。

死を通して、誰かの目に光のバトンタッチができました。

―味（口）―
いのちを吹き込んだ食感

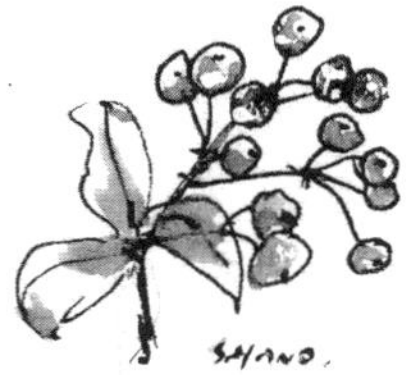

先日、ある方の往診に行きました。六十八歳の患者さんは、楽しそうに座って食事をされていました。

「お元気そうですね」

と言うと、

「わたしは『生きよう』と思うようになりました」と言われました。

「妻を十年前に亡くし心が落ち込みました。自分が食道がんになり、放射線治療で何も食べられない状態になりました。娘に『このまま死んでいいか？』と聞くと、『いいよ』と答えました。

堂園メディカルハウスに入院して、先生から、

『黒糖くず湯を試しに食べてみたらどうですか?』と勧められました。一口食べてみると、身体全体のリセプターが開いた気がしました。

その後、いちごを食べたときに〝シャリッ〟と音がしました。その音と食感がわたしに命を吹き込みました。

わたしは欄間《らんかん》作りの職人として仕事をし、日本のみならず台湾にも木を求めて旅をしました。自然の偉大さを感じていた職人としての感覚が食感からよみがえってきました。

『いただきます』と言って食事をするのは人間のみです。いろんないのちとつながっている。いちごの後茶わん蒸しをすすめられ、一瞬にして考えが変わりました。〝生きよう〟と思いました。」

わたしは、「悲しい思い出を持ってではなく、楽しい思い出を持って奥さまのところに行ってください」と話しました。

「味・食感」が、人の人生を変えるという貴重な体験でした。

―恋愛（人生）―
死を超えた愛

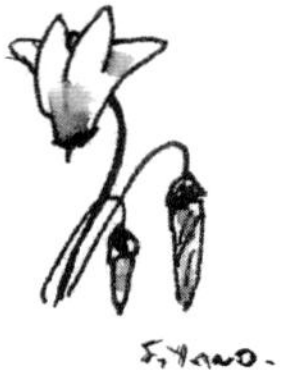

その方は二十歳以上の年齢差をこえて三年余りのお付き合いの後、近々結納、入籍の予定でした。しかし、二か月前に突然肺がんがわかり、治療もむなしくがんは進行するばかりで、病院では治療がないと自宅療養になりました。

抗がん剤の副作用に、肺がんの進行による呼吸困難の苦しさが加わり、さらに医療に見捨てられたという医療不信がありました。わたしが初めて往診したとき、部屋の中は「苦しさ」と「つらさ」と「悲しみ」と「絶望」に覆われていました。

「あとどれくらいですか」

「あなたはどう思いますか」

と問い直すと、

「あと二、三日かと思います」と答えました。

わたしは、

「もう少し、調べないとわかりませんが、二、三日ということはないと思います」と答えました。その後、症状のコントロールの治療が功を奏し、一時的に症状が改善し、食事もとれるようになり、痛みも良好にコントロールができ、呼吸困難も改善しました。

しかし、それは一時的な回復で再び病状は悪化し、わたしと話がしたいとせっぱ詰まった感じで電話があり訪問しました。

「死ぬとき、苦しむのがいやで、すっと逝きたい。何か薬はないですか」

と聞かれました。身内が最後気管切開をされ、苦しんで死んでいった記憶があるそうです。

「モルヒネと安定剤を上手に使えば、死ぬとき苦しむことはありません。すっと逝けるのは、青酸カリとか自死の薬しかありません。あなたが自死をすると、あなたは楽かもしれませんが、お母さんとフィアンセはあなたの死後立ち直れません。池田小学校の殺人事件と同じで、子どもがあのような死に方をしたら、親は立ち直るのに大変な努力が必要です。立ち直れないかもしれません。肉体の苦痛は薬が効きますが、あなたの魂を楽にする薬は、フィアンセとお母さんしかありません。人生の最後のときに、仕事をやめてまであなたの看病をしてくれるフィアンセに巡り合ったあなたは幸せです。そのフィアンセとお母さまに感謝して過ごしてください。それがいちばん楽に死ねる薬です」

と話しました。

その日の午後、患者さんに促され、フィアンセは婚約指輪を買いに行きました。死が近いことを知りながらも、入籍の準備も進めていました。

翌朝状態がおかしいと電話があり、駆けつけたときにはこと切れていました。婚約指輪にイニシャルを急いで入れてもらうように頼み、亡くなった日が出来上がる日でした。

「指輪をはめてもらいたかったのに」

とフィアンセは泣きじゃくりました。

わたしは、

「指輪を買うのが間に合ってよかったじゃない」としか言えませんでした。

患者さんのお母さまが、「この人は本当によくしてくれました。今どきの若い人は世間ではよく言いますが、この子に限ってそのようなことはまったくありませんでした。心から感謝しています」

と話されました。

お母さまは亡くなった直後、

「よくがんばったね。ありがとう。楽になってよかったね」

と泣きながら、体をさすっていました。

死が迫ってきているのを感じながら、退職、看病、婚約、看取りという事実を武器にその死と勇敢に戦っていたフィアンセの姿勢に、「死を超えた愛」を感じました。

―雰囲気（肌）―
弔辞

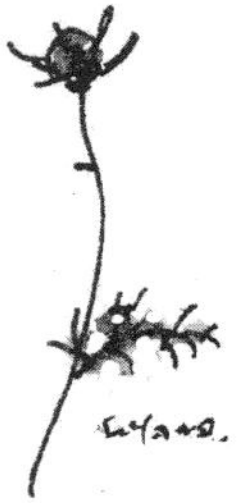

わたしたちは、目が見えなくても、耳が聞こえなくても、春の到来を知ることができます。それは感じることができるからです。
本日ご参列の方は、しゃべることも、食べることも、飲むこともできない患者さんは、苦しみと悲しみと痛みとで、絶望の中に亡くなっていったと思われるでしょう。しかし毎日、西村博孝様の病室に回診に行き、あなたから絶望を感じたことは一回もありませんでした。不思議な雰囲気でした。
わたしたちが望む至福の時とは、西村様の病室に流れていた時間をいうのかもしれません。在宅を希望され、自宅に帰っても同じ風が流れていました。
春の到来を最初に感じるのは目でも、耳でも、鼻でもありません。肌で感じると思います。わたしは病気になる以前の西村様は知りませんが、あなたはきっと、病気になる以前から、大切なことは、人を信じ、愛することであると、存在そのもので伝えていたのでしょう。

病気になっても、あなたは全く変わらなかったと思います。わたしの肌には、西村様に献身的に尽くされた奥様、そして、ご家族の方々、また、友人の方々との信頼と愛情のキャッチボールの情景が染み込んでいると思います。

ご参列の方々の肌にも染み込んでいると思います。

あなたの姿を見ることも、声を聞くこともうできません。しかし、これからも、今まで通り西村様を感じて生きていけるでしょう。一つだけ、約束を果たせませんでした。それは、一緒に缶ビールを飲むことでした。楽しみは、わたしがそちらへいくまで、とっておいてくれたのも西村様らしい心遣いからでしょう。最後にあなたとお別れしたとき、高速道路で車を運転しながら思い浮かんだ詩をささげたいと思います。人生は一編の詩なのかもしれません。

勇者の魂

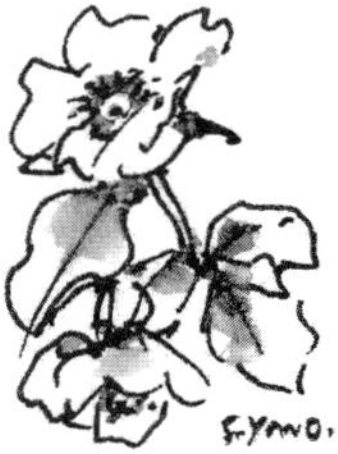

一九九八年七月十六日　あなたは生きるために
声を失うことを　選択しました
一九九九年十一月二十七日　はじめて会ったときには
食べることも　飲むことも　がんに奪われ　最後には　聴力さえ失いました
しかし　あなたの周りには
いつもさわやかな　風が流れ
きらきらと　輝いている目は
いつも友を　暖かく迎えてくれました
お似合いの口ひげを動かしながら　左の手のひらに　横文字を書き
腕組みして　凛と立つ姿は　周りの者に　安らぎを与え

勇者の魂を感じさせました
妻を愛し　子どもを愛し　父母を愛し　兄弟を愛し
そして　友を大切にした
人間の最後の豊かさを
見送る者たちに　教えてくれました

二〇〇〇年四月二十七日午前十一時五十五分西村博孝は勇者の姿を皆の心の中に遺して静かに逝きました。

入院後、症状は著しく改善し、十二月にはビールを飲みたいとリクエストがあり許可をしました。自分なりのしっかりした美意識があり、また町で仲間とわいわいやるのが好きな人であると思いました。

症状が安定してくると外出を希望されました。行先を聞くと、鹿児島に来るとよく行く義姉の実家の理容室に行き、散髪と自慢のひげのカットをしたいとのことでした。最初に診察したときは、年を越えるのがやっとではと思いましたが、体調が著しく改善してきたので、わたしは病人として生きるのではなく、本来の〝西村博孝〟という一人の人間として生きていくにはどうすればいいかと考えました。そして長い間会わなかった仲間や家族とジャズのライブハウスでクリスマスパーティーを催したら、楽しめるのではと考え計画しました。

十二月、西村様の家族、高校の同級生、メディカルハウスのスタッフを含めた総勢約四十人がジャズのライブを楽しみながら豊かな時間を持つことができました。わたしは、神が人間に与えてくれた最高のプレゼントは「自由意志」であると思っています。

がんが進行したとき、心まで病気にむしばまれ、身の回りに気を配らなくなり、姿格好まで貧相になる人もいれば、死の直前まで身ぎれいにしてお化粧をし、布団の柄までも気を配る方もいます。いずれを選択するかは、最終的には本人の「自由意志」です。

現在の医師の多くは患者さんに病気や治療に関しては詳しく説明してくれたり、療養の生活の指導はしてくれますが、病気があっても人生を楽しく生きるコツのようなものは何も教えてはくれません。いや、教えられないのかもしれません。

わたしの尊敬する故高田牧師は「最も聖なる場所は、最も俗なる場所に近し」と、教えてくださいました。これからも俗に浸りつつ聖を磨き、患者さんの日常性と「ともにある」緩和医療を極めていきたいと思います。

第2章　思いは時空を超えて

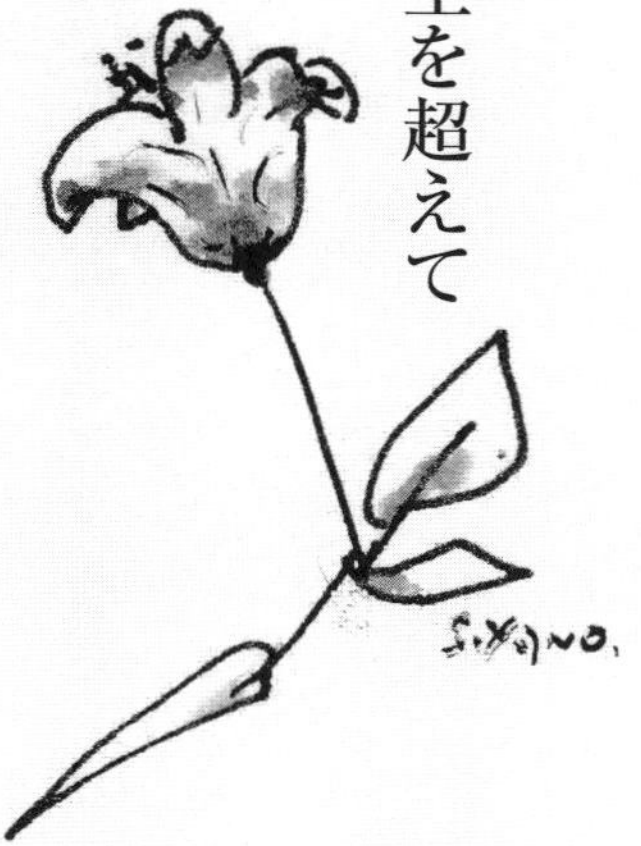

星に導かれた最期の航海

自分自身で、道しるべを見つけ、生き、亡くなられた患者さんです。

「あなた自身は、病気をどのように受け止めていらっしゃいますか。また、今後この病気とどのような気持ちで向き合っていこうと考えていらっしゃいますか。」

わたしの診療所でがんの治療を希望される患者さんへのアンケートの質問に対して、次のように答えられました。

自分は長い間船乗りとして世界各国を航海致しました。

夜は星の光に導かれ、陸地近くでは灯台の灯に導かれ、長い船乗りの人生を無事終えました。

定年後の十数年を楽しく夢のごとく過ごしている最中に、がんという思いがけない病にかかり、自分だけは例外ということはないのだ、誰かがこの病にかかるので自分もその中の一人に過ぎないと思い、がんを受け止め共存することにしました。12 Zodiac Signs（黄道十二宮のこと）のCANCER《キャンサー》という星座がそのがんであることで、わが人生は星に縁のある生涯であると感じ、がんとともに生き、ともに死ぬ、そのために堂園先生に導かれ〝QOL〟（生活の質）の高い人生を送りたいと願っています。

思えば現在流行の先端であるがんにかかったことを名誉とぐらいに考え、〝ああ、楽しかった〟という人生を送りたいと存じます。

（欧米ではがんはかにの甲羅のように固いイメージがあるため、英語のCANCERにはがんとかに座の意味があります）

地球から太陽を見ると、太陽は一年かかって黄道十二宮を一つ一つ通過していくように見えます。CANCER＝かに座に太陽がある時期は、この患者さんが最期の時期を迎えようとしている、まさに六月下旬から七月です。

わたしは、

「どうしてそのようなお気持ちになれるのですか。教えてくださいませんか」

と尋ねました。

「五十五歳で定年退職してから、とても楽しい人生でした。幼稚園以来の幸せな日々でした」

と答えられました。

わたしは必死に続けて質問しました。それは、ホスピスをオープンしてから二十二年近くが経過し、この十年突っ走ってきて、最近心身ともに疲労困憊気味で、心に余裕が無くなりつつあることを感じ、自分自身が生き方を模索していたせいもあります。

「なぜ、幸せな人生が送れたのですか」

「束縛のない生き方ができたからでしょう。定年後には誰にも邪魔されず、庭の花いじりをしたり、妻と買い物に行ったり、楽しいことがたくさんありましたよ。することがないと思っていますが、たくさんありますよ。でも、こんな気持ちになったのは、自分を自分で束縛していたかもしれません」

と話してくださいました。

「そりゃ、未練や思い残すことがないと言えばうそになります。しかし、それも運命だと思っています。悲しくないといえばこれもうそになりますが、わたし以上に残されるものが悲しいでしょう。それも仕方がありません」

とも話されました。

作家の曽野綾子さんは著書『沈船検死』の中で、

「人の品位は忍耐によって身につき、覚悟とも密接だ。失う覚悟、屈辱や誤解、罵倒される覚悟、最終的には死ぬ覚悟だ。失う覚悟のない幸福続きの人間だけが、何かを失うと動転するのだ」

と書いています。

「三百六十度星しか見えない風景は不思議ですよ。でも、北極星を目指すとちゃんと希望する所に行けるのです。人生もそんなもんだと思います。死んだら診療所の五階でお葬式をして、茶毘にふしてから田舎に帰らせてもらいます。そして、灰の一部を生まれ故郷の山と太平洋にまいてもらえれば十分です。太平洋にまいた灰は世界中の海を巡ってくれるでしょう。」

わたしはまだまだ、覚悟ができていない品性の未熟な人間だとつくづく思いました。

人生の折り返しの時期に、曽野綾子さんの文章と植松正人さんの品性に出会え、人生の道しるべを教えていただきました。

「いつ止むかわからない暴風雨の向こうに、いつも北極星が輝いており、信じて進めば必ず目的地にたどり着ける」

植松正人さんの人生はそう物語っています。

植松正人さんは六月十九日、午前三時十分に亡くなりました。ご家族に支えられトイレに行き、排尿後急変されました。最期まで自分の生き方を貫かれました。亡くなる前日、娘さんがわたしの文をお父さんに読まれました。

一言「That's right」と、言われたそうです。

異国の丘で

飢えは時に人を獣にするが、味は生きる原動力になる。

友人で画家の佐藤健吾エリオ氏からおじいさんの話を聞き、そう思いました。

佐藤氏の祖父は戦後、シベリアに抑留されました。祖父の家はみそ、しょうゆの醸造を営んでいました。抑留されたとき、苦労して手に入れた大豆でみそを作り、仲間にみそ汁を出しました。一口すすったとき、皆の心に生きて日本に帰ろうとの思いが込み上げました。祖父の班だけ、帰還率が断トツに高かったそうです。

祖父はそのことを誰にもしゃべらず、佐藤氏が小学校二年生のとき交通事故で急逝しました。佐藤氏は成人後祖父の抑留仲間から、

「あのとき一生懸命みそ汁をつくってくれて、みそ汁の懐かしい味に、わたしたちは生きて日本に帰るんだという気持ちになりました。あなたのおじいさんのおかげで希望を捨てずこうして日本へ帰ってこられたのです」

という感謝の気持ちを聞きました。

来月、劇団四季の「異国の丘」の公演があります。出演予定者の一人、佐渡寧子さんの祖父もシベリア抑留体験者でした。寧子さんが、抑留者の間で望郷の念をこめて愛唱された「異国の丘」と同じ題名のミュージカルに出演することを聞き、は

じめて自分が抑留者であったことを話しました。

寧子さんは、

「祖父はいつ祖国へ帰れるかどうかもしれぬ捕虜でした。抑留のつらい体験は想像のつかないストレスで、強いＰＴＳＤ（心的外傷後ストレス障害）だったのでしょう。多くの抑留者が語ろうとしないのも同じ理由からでしょう」

と話しました。

語ろうとすれば獣を見たことも思い出すのでしょう。幼いころなじんだおふくろの味の記憶が、運命を左右することもあることを学びました。

わたしの診療所でも、他の病院から来た腸閉塞のため絶食の患者さんが、診療所の台所特製のアイスキャンディーや果物シャーベットを口にし、笑顔や活力が戻ることをよく経験します。味強し、です。

患者とわたし

一九九六年に堂園メディカルハウスを開設して二〇〇六年十一月三日で十年です。開院時のあいさつに次のように書きました。

「多くの人々の汗が新しい風景をつくり出しました。ひとしずくの雨が小さな川となりやがては大海となるように、日本の南端の小さな有床診療所での汗や涙がたくさんの支流をつくり、そして、日本全体を包み込むような新しい医療（New Medical Science）の海になることを夢見ております。」


そして今、十周年の決意を記念式の案内に書きました。

「インドのことわざに『千年の闇も一本のロウソクで明るくなる』とあります。一本一本ともしてきたロウソクも、ようやく十本になりました。強風のため消えてしまいそうなときもありましたが、スタッフと皆さまがたの支えでここまで消えることなくともし続けることができました。振り返ってみて病む方々にとって、暴風雨の中の灯台の役目を少しは果たせたのではないかと自負しております。わたしたちの次なる使命は、この地薩摩から友愛の風を世界中に届けることと考えております。」

東京の聖母病院の看護師だった故 寺本松野さんは、

「看護の中では気負っていると挫折する。死と生のはざまで苦しんでいる人に何かができると思い込むことは不遜であろう。倒れないように支え、倒れたら立ち上がるためのつえとなるために看護がある」

と言っています。

わたしは一時期、燃え尽きてしまったことがあります。自分が未熟なのに、死に逝く患者さんに何かをしてあげたい、あげられるという不遜な気持ちからでした。そのことを昨年、病み上がりに聞いた詩人金子みすゞさんの記念館館長の矢崎節夫さんの講演から学びました。

それは、「わたしとあなた（わたし中心）」ではなく「あなたとわたし（あなた中心）」というケアの心持ちだったということです。

これからは「わたしと患者」から「患者とわたし」の心をつくりたいと思いました。

温故知新

有能な建築家である友人がスペインへガウディの建物を見に行きました。一年間に約三五〇〇万人がスペインを訪れ、約二〇〇〇万人がガウディの四つの作品（建物）を見るためにバルセロナを訪れるそうである、と友人は言っています。

旅行者が宿泊代や食事代など一人五万円をバルセロナで使うとしたら、年間一兆円の経済効果です。これから最低二百〜三百年位は観光客が訪れると考えられています。一人の芸術家が生み出した利益としては最大ではないでしょうか。

最近、ワインの目隠しをして競うコンテストで、上位五位までをカリフォルニアワインが占めたそうです。カリフォルニアワインの基礎を作ったのは、幕末の薩摩藩英国留学生の一人だった長沢鼎である。またサッポロビールの生みの親とされるのも同じ留学生の村橋久成です。

鹿児島は焼酎だけでなく、ビールやワインにも深いつながりがあるので、アルコールミュージアムをつくってみてはどうだろうか。人類が存続する限り、飲ん兵衛はいるだろうから、ほぼ永久に存続し、鹿児島の経済発展にも寄与するのではなかろうか。

お見舞いの作法

お見舞いにも作法があるようです。

先日、わたしの診療所の看護師が、茶道の第一人者の訪問看護に行ったとき、その作法を聞いてきました。

「前の病院で、あと一、二週間と言われたの。転院したとき先生にまだしなければいけないことがあるから、あと二、三週間は生かしてくださいと、お願いしたの」

看護師にそう話した患者さんは、やらなければいけなかったことはすべて終え、その二、三週間も過ぎていました。

今は、自分の死亡広告の原稿や葬式のＢＧＭを考えたり、墓の準備をしたり、全く自由な時間でいろんなことをしています。大好きな茶道をして残された人生を送り、何の心残りもなく、いつでも死の準備ができているそうです。

「でも、死ぬ気がしないんです」

と語ってから、お見舞いの作法に話が及びました。

「思いやりのある人はね、事前に連絡が来て、『何日の何時に来てもいいですか？　何か必要な物はないですか？』と言ってから、お見舞いに来るの。でも突然やって来る人がいます。自己満足だと思うわ。病気になって『お見舞いに行かない親切』もあるのが分かったわ」と話したということです。

　別の患者さんは、

「だらだら長くいて、あれこれ聞かれるのがいや。せいぜい十分で帰ってほしい。意外と厄介なのが親戚なんですよ。それと遠方から来た人。わざわざ来たという気持ちからか、長いんですよね」

と語っていました。

　重病人のお見舞いに行くとき、どのようなことばをかければいいのか悩みます。

韓国の医師で詩人の姜晶中は「実った果実の味から過ぎ去った季節のことを後で知

る」と書いています。

病気で変わってしまった姿を見たとき、「過ぎ去った闘病生活」を想像してみる。「頑張ってね」より、「頑張ってるね」と、「る」を入れてことばをかけてみてはどうでしょう。

そして、最期の時には「頑張ったね」と声掛けしたいものです。

風邪は万病予防の元?

野口整体法の野口晴哉氏は「風邪の効用」という名著の中で、「風邪は自然の健康法である」と書いています。風邪は万病の元ではなく、万病予防の病気とも言えましょう。

元神戸大学教授で精神科医の中井久夫氏によると「重い精神障害を発病した人に、それまでの健康状態について尋ねると、風邪一つひいたことがないといった完全な健康を続けていた人が多い」という。強迫観念のように「完全な健康」を追い求めて日夜努力している人にとっては、衝撃的なことばではないでしょうか。

医師で芥川賞作家の南木佳士氏は「阿弥陀堂だより」の中で「わたしの頭の中からなにかがその光の束に乗って出ていってしまったの。（略）わたしの頭の中から出ていったのは『気』なのよね。元気の気。（略）死者を見過ぎたのかなあって漠然と思ったの。生きるのに正のエネルギーが必要だとすると、死んでゆく人の周囲には負のエネルギーの場が出現して、生き残る人の正のエネルギーを吸い取ってしまうのかしら、なんて本気で思ったわ」と主人公の女医に言わせています。

わたしもあるとき、心がぷっつりと折れてしまいました。それまで強迫観念のように「完ぺきな終末期」ばかりを考えていましたが、それが折れてしまったのです。

「ふ抜けになる」ということばがありますが、自分のふが抜けたときをはっきりと覚えています。おなかから白っぽいものが抜けていった感じがしました。

人間に自律神経があり、自律神経には交感神経と副交感神経があります。仕事のときは交感神経が優位で、リラックスしているときは副交感神経が優位になります。風邪をひかない体はいつも戦闘状態にあり、免疫もフル回転しています。しかし、免疫機能も使いすぎると枯渇し、心も体もある一線を超えると大病になります。

風邪は休養の時間をくれたのだ。積極的に休み、ゆっくり自宅で過ごし、明日への英気を養おう。風邪は万病の元でなく、うまくつきあえば万病予防の元になります。

「別れの時に」

この世を旅立った人からの話を聞き次のような詩をつくりました。

― 旅立つ人を見送るときに ―

大切な人との別れの時が近づいています
残された時間はわずかかもしれません
もうすぐいつもいるはずの場所を探しても見つけられなくなるでしょう
このことに最初に気づくのは新しい世界に入っていく人たちです
もうすでに光の世界をかいま見ているかもしれません
あなたにとっては耐えられないほどの悲しみ寂しさでしょう

はかない奇跡にすがりつき旅立ちから目をそむけないでください
混乱に立ち向かう勇気を持ちましょう
その気持ちが旅立つ人への心からのいたわりなのです
一人で旅立つのはつらく苦しいものです
一人でないことをあなたがいつも隣にいることを伝えてあげましょう
たとえ意識がなくても耳は聞こえています
楽しかった思い出を話してあげましょう
体をさすって感謝の気持ちを伝えることもできます
この世に生まれあなたと巡り会えてよかったと思えるようにお願いします
その思いが安らかな旅立ちを約束します
すべてのわだかまりを解きほぐしてください
あなたの大切な人もあなたと話をしたがっています
別れのあいさつやおわびをする機会を持ちたいと思っています

大切な人が安心して心を打ち明けられるようにあなたも深く心の準備をお願いします
温もりを暖かさを優しさを目で耳で手で全身で感じられる時間はあとわずかです
かけがえのないこのときにあなたにしかできないことをしてあげてください

忘れられない一冊の童話

わたしにはとても大切にしている一冊の絵本があります。

その絵本の表紙の裏にはわたしがここ六、七年で看取った患者さんの名前が書いてあります。その数は優に三百五十名を超え、ほとんどががんの患者さんです。そして、この絵本を多くの遺族の方にグリーフケアの一環として差し上げています。

絵本の題名は「わすれられないおくりもの」（評論社刊）です。

みんなに尊敬されていたアナグマが亡くなり、モグラやカエルやキツネなど森の仲間たちは悲嘆にくれ、なかなか立ち直れません。

「みんな、なにかしらアナグマの思い出がありました。アナグマはひとりひとりに、別れたあとでもたからものとなるような、知恵や工夫を残してくれたのです。みんなはそれで互いに助けあうこともできました。」

森の仲間たちはやがて、アナグマが残してくれたものの豊かさに感謝し、そしてアナグマがすぐ近くにいるような気持ちになるのです。

愛するものを亡くした者は、未来の時間を失ったと思うあまり過去の豊かな思い出までも忘れてしまい、悲嘆にくれ厭世感に浸ってしまいます。そのような人の心にこの絵本は一灯の光を灯してくれます。看取った患者さんの焼香に行くと、しばしば遺影の近くにこの本が飾ってあるのがその証しでしょう。

作者のスーザン・バーレイ女史と二〇〇二年八月にお会いすることができました。念願でした。この絵本の編集に携わっておられるかまくら春秋社の伊藤玄二郎氏がスーザン女史の絵本を出すことになり、日本へ招待された折、紹介していただきました。伊藤氏はわたしの友人の友人であり、わたしが「わすれられないおくりもの」を宝にしているという話を友人から伝え聞き、お会いできる機会を作ってくださったのです。

スーザン女史に、亡くなった方々の氏名がぎっしりと書き込まれた絵本をお見せすると、彼女は一瞬はっとし、そして温かく、少し涙をためたようなまなざしで、「サンキュー」と言われました。わたし自身も胸に迫るものがありました。本を手渡したとき、わたしが看取った患者さんの思いも一緒に渡せたような気がし、彼らとの約束を一つ果たしたような気がしました。

現在三十歳後半のスーザン女史がこの絵本を描かれたのは二十歳前半で、おばあさまを亡くした経験が絵本を描くきっかけになったそうです。

伊藤氏が今回企画した絵本は作家の三木卓氏の物語にスーザン女史が絵を描いた作品です。新しい絵本の題は「りんご」と名付けられました。

山登りの男が何の気なしに捨てたりんごの芯を食べたリスが、残った種を育て、立派なりんごの木になり、たくさんの実を森の仲間みんなでわかち合う、「いのち」を紡ぐ温かい物語です。「わすれられないおくりもの」が亡くなっていく人からのメッセージであるとすれば「りんご」はこれからの世代へのメッセージとも言えます。

わたしはスーザン女史にプレゼントを渡しました。それは、「わすれられないおくりもの」の続編の物語です。「天国のアナグマさんおげんきですか」という題で、逝った人に対する残された者からのメッセージをつづった内容です。

どのような不幸が身の上に起きようが、愛し合った者との思い出を消し去る力はない。しかし、人は不幸の真っただ中にいると思い出を自ら忘れてしまいがちです。一日でも早く温かい思い出を思い出すために、「わすれられないおくりもの」は最も有効なトランキライザー、もしくは覚醒剤です。

伊藤様がスーザン女史に
「今回、日本で最も印象深かったことはなんでしたか」

と質問したら、

「堂園ドクターの絵本でした」

と答えられたとお聞きし、天国の患者さんにわたしの思いが届いたような気がしました。

スーザン女史がわたしの物語に絵を描いてくださると約束してくださいましたが、実現するのはあの世の患者さんからの後押しがあれば、そんなに長い先ではないでしょう。

「明日はどっちだ」
わたしの段平親父―日吉眞夫さんにささぐ

わたしの時代の最大のヒーローは、マンガ『あしたのジョー』の主人公「矢吹丈」といっても過言ではないでしょう。矢吹丈は、悪行の限りを尽くすが、丹下段平はあきらめず、ジョーを支え続けます。もし、段平親父がいなかったら、ジョーは単なるあぶれ者で終わってしまったでしょう。

わたしと日吉さんとの出会いは約二十年前になります。三十六歳のとき、東京から鹿児島に帰りました。日吉さんは、わたしの師匠であった唐牛健太郎の親友でした。唐牛健太郎は、六十年安保闘争のときの全学連の委員長で、国会議事堂へ最初に飛び込んだ伝説の男です。

わたしは二〇〇二年から二〇〇五年にかけて、精神を病みました。欝と燃え尽き症候群と離人症と妄想が入り混じり、毎日が地獄であり、耳元ではいつも自殺のささやきが聞こえていました。自分が自分でなくなるのを自覚し始めた二〇〇三年九月七日に、日吉さんに救いを求めて屋久島へ行きました。日記には「わらをもつかむ思いで」と書いてありました。日吉さんは縄文杉のような風貌で、いつもの笑顔で出迎えてくれました。笑うと目尻に深いしわができる笑顔です。一緒に水平線を眺め、貝殻を拾いました。今でも、その時の貝殻を宝物のようにとってあります。帰りにソフトクリームをご馳走になりました。辛党の日吉さんの心遣いを感じたかったのですが、当時の心は無感動でした。日吉さんの家にしばらく草鞋を脱がせてもらうことにしました。翌日は三食食事がとれました。日記には、「これは大変なことである」と書いてあります。三日目の夜は、唐牛健太郎に教わったという花札をして、わたしの気持ちを紛らわせてくださいました。わたしが二十三円勝ちました。これ以上滞在すると迷惑をかけると思い、九月十日には屋久島を後にしました。日記には、「この三日間、本当に日吉さんには世話になった。必ずよくなる。

焦らない」と書いてあります。

　日吉さんは、数年前膵臓腫瘍と屋久島の病院で診断され、鹿児島大学医学部で再検査し、将来がんになる可能性があるが手術をすれば治ると、強硬に手術を勧められました。わたしに相談がありました。手術で助かるかもしれないが、膵臓腫瘍の手術後は、術前どおりの日常生活を送るのは困難な場合が多いと説明すると、自分が自分らしく生きられないのなら意味がないと、手術を拒否しました。わたしも同意見でした。その後、膵臓腫瘍は、日吉さんの考えからいえば当たり前ですが眠ったままでした。

　二〇〇八年、胃がんが見つかりました。すでに周辺の臓器まで浸潤していました。日吉さんと相談し、ぎりぎりまで日常性を保つ最善の手術法を日吉さんは選択しました。周囲の臓器にがんが浸潤していても、胃のがんのみを切除する手術法です。周囲の臓器を含めて切除する手術法では、日常性が大幅に損なわれる可能性が高いと判断したからです。日吉さんの美学です。

十月二日に、『生命の島』が届きました。次号で廃刊であるとお知らせが入っていました。日吉さんらしい「引き際の美学」からと思い、最終号への寄稿を引き受けました。十月三日、札幌で開催される学会へ行くために、羽田で札幌行きに乗り換えようとしているとき、日吉さんから電話が入りました。原稿の締め切りを聞いたら、せっぱ詰まっているから、大至急書いて欲しいと言われました。そのとき、残り時間は短く、死を感じていたのでしょう。講演が終わり、七日に電話を入れ、十月十一日、十二日の連休で屋久島へ行き、日吉さんの顔を見てから書きたいといいうと、それでは間に合わないといわれ、おっとり刀で七日の最終の飛行機で屋久島に向かうことにしました。七日の夜、かつて病気のわたしを温かく包んでくれた日吉家で話をしました。

膵臓腫瘍のときから、「死は怖くない」と言い、今回会ったときも、そうでした。霊魂の存在を信じておられました。死を目前にしても、特別なことをするわけでもなく、昨日も今日も明日も同じように生きておられました。少し体がしんどそうではありました。屋久島の医師からは余命三か月と言われたそうです。

「父親の祥月命日が、十二日であり、祖父も十二日に死んでいるので、自分は十二月十二日に死ぬ」と語られました。

人間がかかる最も重い病気は、「孤独」です。わたしが精神を病んでいるとき、日吉さんはいつも傍らにいてくれました。鹿児島で一緒に食事に行ったとき、「すべてに意味がある」と励ましてくださいました。その場所は今でも鮮明に覚えています。日吉さんはわたしにとっては、あしたのジョーの段平親父のような存在でした。病気が治ってからもいろいろな悩みの相談にものってもらい続けてきました。

日吉さんは「屋久島」という島にとっても段平親父のような存在でした。屋久島が市場経済の波に飲み込まれ、大量の屋久杉が伐採されるのを阻止した中心人物の一人でもあります。屋久島は歴史的な観点から一つの町であるべきであるという理念作りも日吉さんであり、実現しました。世界遺産に浮かれ迷走しそうな屋久島を、タウン誌「生命の島」(一九九五年全国タウン誌大賞受賞)を通じて文化面から正し、世界遺産にふさわしい島作りに力を注がれました。

虚無に支配されている日本を救うには、段平親父のようなおせっかいで心優しい親父を育成する必要が急務である気がしてなりません。日吉さんほど、段平親父にふさわしい男は見渡してもいません。

生前、もうすぐあの世に「長い草履を履きにいく」と言っていました。寺山修司作詞のあしたのジョーの歌詞に、「明日はきっと何かある。明日はどっちだ」とあります。この世に残っているわたしたちに、あの世から、わたしの明日を屋久島の明日を、そして日本の明日を教えてください。日吉さんはもうこの世には存在していませんが、わたしの心の中には実在しています。だから、「さよなら」は言いません。長い間、ありがとうございました。またお会いしましょう。

祈り

新しい年になりました。

昨年は、悲しい事件が多すぎました。

今世界中が一番必要としている時間は、「祈り」の時ではないでしょうか。

スラヴァの歌には「祈り」が込められています。


スラヴァは日本人にカウンターテナーの素晴らしさを教えてくれました。さらに、デビューアルバム「アヴェ・マリア」を通して、今社会に最も必要な愛は、母の愛であることを思い出させてくれました。

彼の歌声を聞いていると、静けさと安らぎに包まれます。

マザー・テレサは「静けさの中で、祈りなさい。沈黙の果実は祈りである。祈りの果実は信仰である。信仰の果実は愛である。愛の果実は奉仕である。奉仕の果実は平和である」と言っておられます。

第3章　マザー・テレサへの道

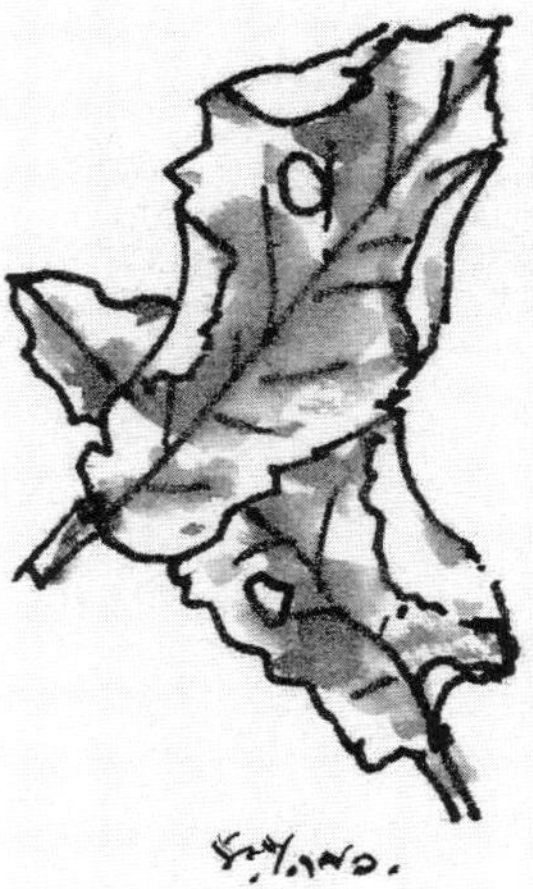

はじめに

二〇〇〇年の末、十二月二十二日から二十八日まで、以前から是非行ってみたいと思っていたマザー・テレサの施設に研修ボランティアで行くことができました。

旅の目的は、この四年間堂園メディカルハウス開設以来頑張った自分への褒美と、たった一人で始めたマザーの活動がなぜ世界中に広がったのかを学ぶためでした。多くの寒さで震えている人を救うには、多くの毛布が必要であり、どのようにしたら多くの毛布を得られるかを学びたかったのです。そして、そのことが学べれば、今後の自分自身を含め堂園メディカルハウス（以下DMHと略す）全体の成長、発展に大いに役立つと思ったからです。

マザー・テレサとの出会いは、二十年以上前からでそれ以来マザーを尊敬し、DMHを始めるにあたり基本的な考え方で影響を受けておりました。一九九三年に特別養子縁組を始めたのも、マザー・テレサの考え方に強く影響を受けた結果です。特に、「なくても与えよ」や「傷つくまで愛せよ」などのことばに出会いその思いに深く感銘を受けました。

コルカタの風景

コルカタ空港から一歩外へ出た途端、そこはむせ返るエネルギーに満ちあふれていました。多分マザー・テレサも外国から帰ってくると、コルカタという町からエネルギーをもらったに違いありません。犬も猫ももちろん、人間も同じレベルでその日の食べ物にありつくことに必死で生き、働いている一方で、路上に座り込んでいたり、寝転んでいたりの路上生活者も多数認めました。戦後まもなくの日本がこうだったのではと、直感的に思いました。

町の騒音のけたたましさは、すさまじいの一言に尽きます。すべての車が、自分の存在場所を知らしめるために警笛を鳴らしまくっています。どけ、どけというより、俺はここにいるぞ、これからそちらに行くぞという自分の存在を相手に知らしめるためにクラクションを鳴らしている気がしました。ニューヨークや日本のクラクションはどけ、どけというニュアンスで聞こえますが、コルカタではブウー、ブウーと鳴りたてているわりにはうるさいとどなり返す人は見かけませんでした。町全体は夜中までうるさく、ホテルで寝ていても外の音で何度も目がさめてしまいそうです。朝は朝でイスラムのお祈りがスピーカーから大音量で流れてきます。早くから騒々しいの一言です。不眠症気味な人は、インドで生活するのは大変かもしれません。町全体が、ごった煮状態という表現以外には表現しようがない町の光景です。その光景が延々と一日中続くのです。

清潔好きの人は一時間でもコルカタにいるのは苦痛かもしれません。公衆道徳という概念はない国と思いました。特別不潔というわけではありませんが、二、三千年の生活の匂いが染み付き、排気ガスと土ぼこりとにすすけ、多くの車は何十年乗っているのかわからないほどぼろぼろ、でこぼこです。タクシーまでもがガタガタしていました。

しかし、毎朝一生懸命掃除をしており、個人個人はわりと清潔好きで歩道にある消火栓のようなところから出ている水でよく沐浴をしたり、床屋が路上やいたる所にあり、しょっちゅうひげをそったり散髪をしてもらっています。生活用品も大切に使っていて、特にサンダルなどは修理をし、大切に使っているようでした。以前の日本のように修理業も大切な産業です。

生活をしていくための物品はあふれています。野菜は新鮮で、種類の多さにはビックリしました。果物も豊富で、肉屋もあちこちにありました。冷蔵庫が普及していないので逆に新鮮なのかもしれません。

インドはカースト制度がしっかりと残り、看護師さんの世界でも当然存在しています。ガーゼ交換などをするのは低いカーストの看護師です。血液や排泄物は不潔なものと考えられているためです。一旦そのような行為をすると下のカースト看護師と見られてしまうそうです。また、他の文化が入ってくるのを本能的に拒絶するそうで、大衆は今のままでいい、変わることはあまり望んでいない気がしました。ただ、何回もインドに来ている人に聞くと、確実に町が豊かになり、路上生活者も減ってきているそうです。今インドはＩＴの分野では世界でもトップクラスであり、将来は日本がインドの下請けをするのではないかといわれているほどです。町のあちこちにインターネットのショップがあり、コンピューターを持っていなくてもお店を利用してメールを送信していました。この点は日本よりはるかに進んでいます。国が豊かになっている結果、公衆衛生も改善してきていると思いましたが、逆に貧富の差はますます広がるかもしれません。

インド以外の文化が入ってくるのを拒絶し、身分制度の厳しい世界で、マザー・

テレサは一九四八年、三十八歳のとき、たった一人で第一歩を踏み出したわけですが、その世界を目の当たりにして、最初の頃の努力、誤解、偏見などがどれほどすさまじかったか、ほんの少しですが想像できました。

ボランティア活動の体験

マザー・テレサの施設でのボランティア活動について説明します。

朝六時からミサ、お祈りが約一時間あります。ミサはマザーハウスの二階で行なわれます。クーラーはありません。ミサの参加は自由で、クリスチャン以外の人も参加できますが、マザー・テレサが人助けのためには宗教を超越したことが、次の演説からもわかります。

神は一人しか存在しません。そして、その方はすべての人に対して神です。それゆえ、神の前ではすべての人が平等に見えることが大切なのです。

わたしはいつも言っています。ヒンズー教徒がよりよいヒンズー教徒になるように、イスラム教徒がよりよいイスラム教徒になるように、キリスト教徒がよりよいキリスト教徒になるように、わたしたちはお手伝いをしなければならないと。

早朝にもかかわらず、外の騒音はけたたましくマイクを使用しての説教ですが、時々聞き取れないほどです。しかし、参加しているシスター（約二、三十人）、見習いシスター（約五、六十人）は敬虔にお祈りをしています。中にはあくびをしている人もおりました。ボランティアの参加数は日によって違いますが、わたしのときは約五、六十人でした。皆椅子ではなく床に座り、お祈りをします。床には薄いじゅうたんがひいてあるだけですが、この点もマザー・テレサの方針と思いました。久しぶりに早起きをし朝のミサに参加しました。

七時になるとボランティアの人のために朝食が出ます。パンやビスケット、クラッカーに、ハムやソーセージ、バナナ、それにとても甘い紅茶《チャイ》です。結構おなか一杯になります。食事の後は各自ボランティアをする施設に向かいます。ボランティア施設は十か所ほどありますが、わたしが見学したのは「ニルマル・ヒルダイ（ニルマルは清純、ヒルダイは心の意味、清い心の家、〝死を待つ人の家〟とよく言われている）」、「シュシュババン（シュシュは子ども、ババンは家の意味、ほとんどが十歳未満の孤児で、恵まれない子どもや病気の子どもの家）」、「プレムダン（プレムは愛、ダンは贈り物の意味、身寄りのない老人や貧しくて医者にかかれない病人のための施設）」の三か所です。

わたしはニルマル・ヒルダイでボランティアをしました。ニルマル・ヒルダイまではバスで約二十分の距離です。バスはすさまじく乱暴な運転でがたがたし、頻繁に警笛を鳴らしています。車掌はあまり愛想はよくありませんが、不親切というわけではありません。しかし記憶力はすさまじいということばがぴったりするほど素晴らしく、どのお客がどこから乗ったのかしっかり覚えています。外国人はカースト外のため、あまり差別もなく、そのバスに乗るインドの人と雰囲気の違う人はマザーの施設に行く人とわかっているようで、嫌な思いをすることは全くありませんでした。施設自体は古い建物でシンプルです。ガスコンロはありましたが、電化製品は見つけられませんでした。患者さんは男性と女性に分かれ、それぞれ、四十〜五十人ほどで、簡易ベッドのようなベッドに寝ています。隣の人との距離は三〇センチほどしかなく、カーテンはありません。ずらっと並んでいます。蛍光灯もありません。医療に縁がない人は最初その光景に拒絶感を持つかもしれません。ボランティア期間中見学に来る人がいましたが、一部の観光客はさげすんだ目で、汚いものを見るように眺めていました。

ニルマル・ヒルダイにいる人は一般社会から拒絶され、捨てられ、見向きもされれないで死んでいく最も孤独で貧しい人たちであることを理解しないで、ただ容貌や風体だけで判断すると、大きな間違いを起こしてしまいます。マザー・テレサはこのような人々にこそ、愛を注ぎ、安らかに息を引きとって欲しいと望まれたのです。その証拠に「死を待つ人の家」の入り口には、

「人生の最大の目的は神の庇護の元、安らかに死ぬことである」

と書いてあります。

マザー・テレサはすべての人の中に神が宿っていると述べていますので、神は自分を愛してくれる存在と考えてもいいと思います。ただ、神は絶対的愛ですべてを許してくださるので特別な存在と思います。

施設にいるすべての人が重症で死期が迫っているのではなく、町で息も絶え絶えの人が施設に入り、食事や薬で元気になり退院する人も結構いるようです。これらの人は身寄りもなく路上でうずくまっており、放っておけばそのまま亡くなっていくような人たちです。栄養失調で結核を併発している人が多く、ほとんどの人がや

せ細っています。施設はあくまで福祉的施設で病院的施設ではありません。点滴をしている人もいましたがまれです。

わたしは、洗濯、絞り、洗濯物を干す、食事の配膳、食器の回収、食器洗い、入浴介助、リハビリ介助をしてきました。洗濯は汚物が多量に付いて不潔な物は施設で働いているインド人が洗いますが、それ以外はすべてボランティアが中心にしています。洗濯機を入れれば能率が上がると多くの人は誰でも最初考えると思いますが、すべてを手で行うところに意味があると実際自分でしてみてわかりました。

マザー・テレサは、キリストがハンセン病の患者さんにしたことと同じことをインドで始めたのです。着る物はシンプルなズボン兼オムツと上着、食事は丸いステンレスのプレートにパンやお米にカレーを添えるだけでした。着る物は質素で、食事もご馳走ではありません。しかし、着る物はマザー・テレサのハンセン病の村チタ・ガールのハンセン病患者さんが作り、シスターやボランティアが心を込めて洗った衣類で、食事もお代わりができシーツや枕カバーも毎日取り替え、機械の力を一切排除し、人間の持っている手の力を主要にしている方針を見て、「手の温もり」を大切にしているＤＭＨが目差している方向が決して間違いでないと確信しました。

傷つくまで与えなさい

世界中から多数のボランティアが来ていました。わたしが話をした人だけでも、韓国、ノルウェー、オランダ、ドイツ、イタリア、オーストラリア、ニュージーランド、アメリカ、カナダ、また、日本人も多数来ておりました。

ボランティアの中には何かを求めて、また、行き詰まりや人生の方向性を見失いそうなとき来ている人が結構いるようでした。わたし自身、汗まみれになり筋肉痛を感じながら汚物のついているズボンを洗濯したり、毛布を絞ったりすることで、マザー・テレサのことば「傷つくまで与えなさい」の意味が少し理解できた気がしました。

このような状況の話をすると、社会を変えなければ本当の救済にならないのではないのかと思われると思います。かつてマザーに、

「マザー、あなたは貧しい人に魚をあげていますが、釣りざおをあげて自分で魚を釣る方法を教えてあげたほうが本人のためになるのでは」

との質問にマザーは、

「それはあなたの仕事です。今、目の前に魚が必要な人がたくさんいるのです」

と答えられました。

「わたしは福祉活動をしているのではありません。わたしにとって大切なのは、群衆としての人々ではなく、個々の魂なのです」

と答えています。

朝八時ごろよりボランティアの活動を開始し、十一時過ぎに一段落し、軽食の時間になります。わたしのときはパン、ソーセージ、トマト、ジャガイモと紅茶でした。午後は三時から始まり、五時半頃までです。

ボランティアを体験し、日本にも同じようなシステムができないかと考えました。簡易宿舎があり、おなかが膨れる食事が提供されれば、ボランティアを集中してしたい人は潜在的に日本には多数いるのではと思いました。特に、元気な高齢者はそのようなシステム、場所を望んでいるのではないでしょうか。

また、若者がマザー・テレサの施設でボランティアを経験することは必修かもしれません。自分と同年代の若者が必死に働いている姿を町で見たり、世界中から来ている同年代のボランティアと話し合う機会を持つと人生観、世界観が豊かになると思います。若者がマザー・テレサの施設でボランティアをできるシステム作りも今後考えたいと思います。

（二〇〇一年にNPO法人「風に立つライオン」を設立し、医学生を毎年十名前後派遣する活動を二〇一五年まで行っていました。百名を超える医学生が参加しました。）

「手の温もりとおもてなし」の医療

今回の旅行の目的の一つに、たった一人で始めた行動がお金をもうける方法を全くもたないのに、なぜ活動が世界中に広がり、多くの人が集まってきているのか、そのシステムを少しでも知りたいと思ったことがあります。この文の最初にありますように、多くの人を暖めてあげるために毛布を多く得るにはどうすればいいかをマザーの所に行き学びたかったからです。答えははっきりと見えました。

しかし、それはあまりにもシンプルで、あまりにも当たり前であるがゆえに、最も困難です。目の前の誰からも相手にされず、捨てられ、人間としての尊厳を失い、寂しく死んでいく人に、マザー・テレサがこつこつ、毎日毎日、来る日も来る日も、愛を与えつづけている姿をみて、人々が少しずつ共感し、手を差し伸べ、千里の道も一歩から、ちりも積もれば山となる、ローマは一日にして成らずのたとえどおり、やがて多くの人が集まり、凍えているたくさんの人に毛布を手渡すことができるようになったのだと思いました。答えは「わたしたちは偉大なことは何もできない。できることは大きな愛とともにほんの小さなことである」。このことは本で読みわかっているつもりでしたが、現実にコルカタに行き、町を感じ、ミサに参加し、シスターたちの立ち居・振る舞いを見、施設でボランティアをしてみて、身近にマザーの息吹を感じてわかりました。シスターや見習いシスターたちが非常に明るく、笑い声があり、けなげな姿に感動しました。今回のボランティア研修を通して二十一世紀にわたしたちが目差すべき道が見えてきました。

わたしと妻はこの十年、痛みで苦しむことがなく安らかに死ぬための医療が鹿児島に根付くように、また、うそで固められ、自分の人生の最後を自分で選択できないため孤独の中で亡くなることがないよう、努力してきました。

また一九九六年、全国でも類をも見ない堂園メディカルハウスをオープンしてから皆さまとともに、誠意を持ち精一杯努力してきました。今回の研修ボランティアでまだまだわたしたちの活動は始まったばかりであることを実感しつつ、二十一世紀には、マザー・テレサがこつこつしてこられ、わたしたちも目差してきた「手の温もりとおもてなし」の医療が中心になってくると深く感じられました。

「もしわたしたちの仕事が、ただ単に病人の体を清め、彼らに食事をさせ、薬を与えるだけのものだったとしたら、センターはとっくの昔に閉鎖されていたことでしょう。わたしたちのセンターで一番大切なことは、一人の魂と接する機会が与えられているということなのです」（マザー・テレサ）。

コルカタの「孤児の家」の汚い壁にマザーの書いた次の一文がありました。

それでも　とにかく

人々は、道理にあわず、非論理的で、自己中心的になりがちです。
たとえ、あなたがいいことをしても、
役に立たなかったと言われるかもしれません。
それでも気にすることなく、人に役立つことをしなさい。
あなたの努力が生んだよい実りも、人に無視され、
あすには忘れ去られるでしょう。
それでもめげずによいことをしなさい。

誠実、正直であるために、
あなたが傷つくこともあるでしょう。
それでも、誠実・正直でありなさい。

数年かけて、こつこつと築き上げてきたものが、
一夜にして崩れ去るかもしれません。
それでも、とにかく築き上げてください。

人々は本当に助けを必要としています。
しかし、実際に手助けすると、責められ、
無視されるかもしれません。
それでも、とにかく手助けをしなさい。

あなたの持ち物の中でいちばんいいものを
人々に与えなさい。
面と向かって苦情を言われるかもしれません。
それでも、あなたの最良のものを
人々に与え続けなさい。

マザー・テレサ

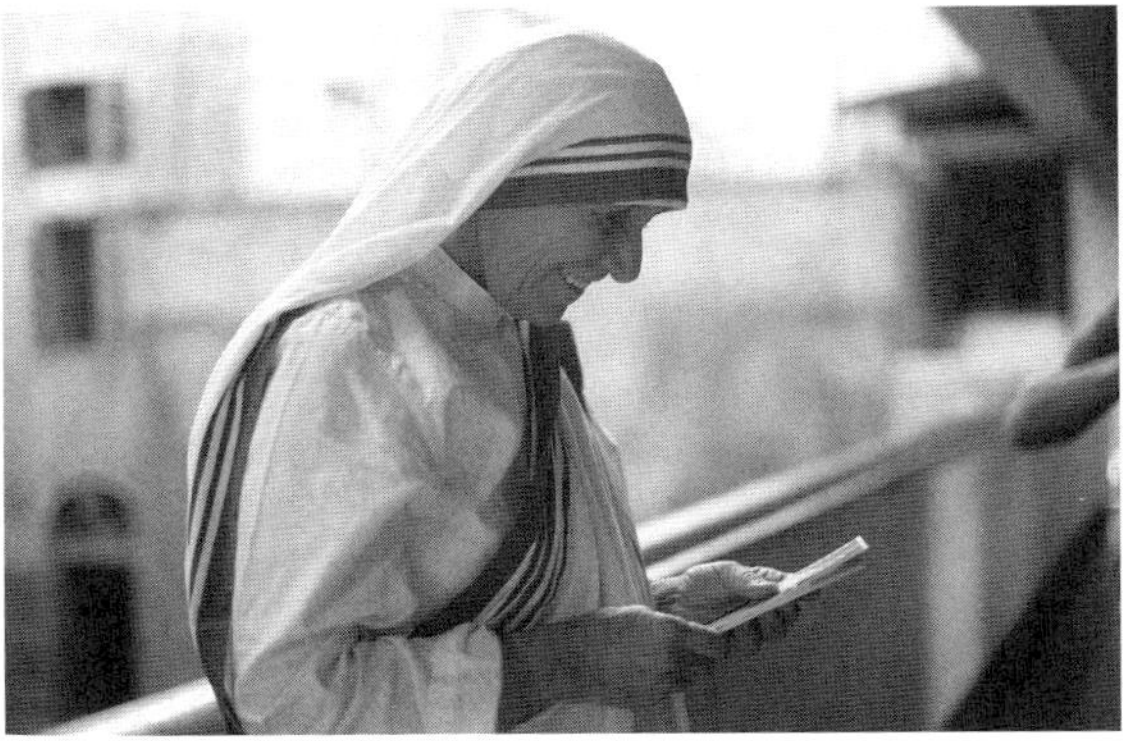

第4章　明日に架ける橋

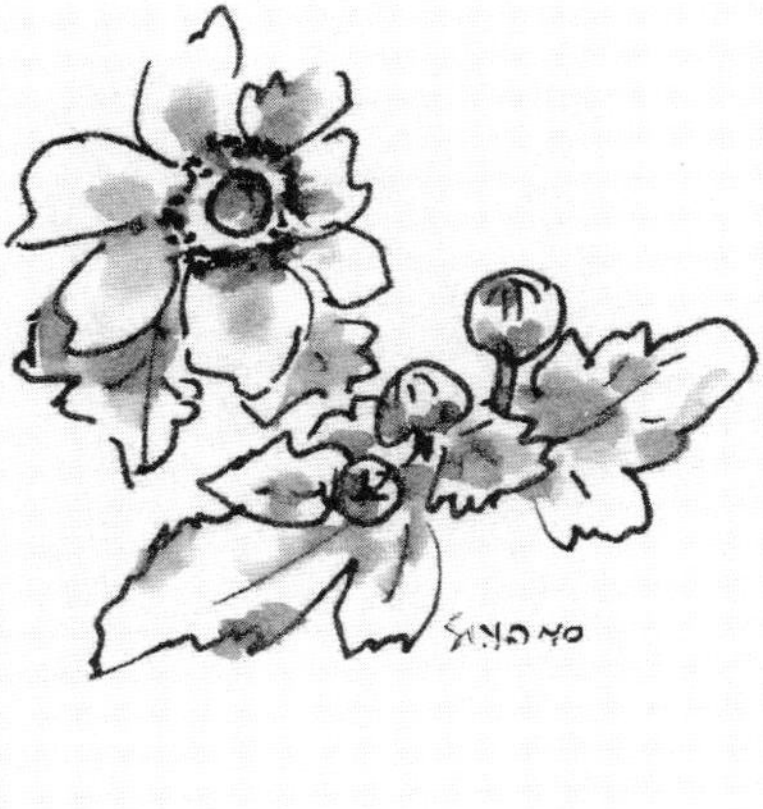

二十一世紀の社会保障 ― 医療と福祉が寄り添うために

社会保障とは、その地域の人々が共有する意志や思想を具現化したものであり、その国の社会経済の反映です。

二十世紀における社会保障の最大の目的は、人間の英知を集約し病気と貧困を原因とする死を遠ざけようとすることでした。

歴史家の木村尚三郎氏は、二十世紀は「技術の世紀」であり、二十一世紀は「命の世紀」になると述べています。言い換えると、二十世紀は「科学とお金と効率化」の時代であり、二十一世紀は「心と福祉と連携」の時代、つまり、人間が人間を直接支える「人的サービス」の時代といえます。二十世紀の効率化とは、可能な限り大量に生産し、貯蔵し、消費地へ素早く運搬することでした。二十一世紀の効率化とは人的サービスの充実であり、サービスを担う人の成長こそが最大の効率化といえます。

今、先進国で最も問題になっているのは「社会的孤立」と「精神的孤独」であり、これらの問題に対して社会保障として何ができるかが問われています。三木清は「人生論ノート」の中で、次のように言っています。イギリスをはじめお隣の韓国もこの問題に真剣に取り組んでいます。イギリスでは孤独担当大臣が新設されました。しかし、日本は気づいていながら目をそらし、議論してきませんでした。そのため、いじめ、虐待、高齢者の自殺の急増、失業率のアップなどが社会問題となり、これらの問題を解決する方法が我が国でも遅ればせながら議論され始めています。

「社会的孤立」と「精神的孤独」に起因する社会問題を解決するには、従来の社会保障の考えでは対処できなくなっており、新しい社会保障の概念の構築が必要です。その糸口になるのがホスピス医療の取り組みでしょう。ホスピスは医療の世界に留まらず、福祉、文化を網羅した新しい共同体の社会モデルになろうとしています。

ホスピス医療の原点は、チーム医療、ボランティアの積極的参加、多職種のサービス提供であり、最終目的はがん終末期の患者さんだけでなく、すべての人間が尊厳を持って生き、死んでいける社会を実現することです。今までの医療は病院という建物の中ですべてを完結させようとしていましたが、ホスピス医療は病院に留まらず、在宅ホスピスへと移行しつつあります。地域や家庭が医療の現場となることを実現しつつある、一人のがん終末期患者さんに家族、医療スタッフ、地域のＮＰＯが寄り添い支える在宅ホスピスの取り組みは、今後老人の在宅ケアなどのモデルになり、今までの福祉と異なった全く新しい社会サービスを生み出す可能性があります。

実際、現在の介護保険は、従来のお仕着せ方の措置制度サービスから、契約と報酬という概念で需要し供給するサービスへパラダイムを変化させようとしています。二、三十年前であれば、在宅ホスピス医療は成り立たなかったに違いありません。ホスピスケアは人間が直接人間を支えるサービスです。提供しようとする人と利用しようとする人がいてはじめて成立するものです。しかし、当時は病院至上主義であり、尊厳ある在宅死などごく一部の人の念頭にしかなく、ほとんどの人が一日でも長い生物的「生」を目標とする病院での延命至上主義でした。

社会が成熟するにつれて、人間は主体的に死と生を選択できるようになりつつあります。主体的死、生の選択こそ二十一世紀のルネサンスと呼べるのではないでしょうか。そのような社会を実現するためには、人が人に寄り添い、ことばや態度でコミュニケーションを深める文化を構築することが最重要事です。

最後にもう一度述べます。二十一世紀は命の時代、つまり、人間が人間に寄り添うことでお互いが救われるのに気がつく時代です。人間が人間に寄り添うとは、相手に対する「気配り」と「手助け」です。そして、この二つは人間にしかなしえないものであり、どうやって実現していくかが、これからの医療のみならず、福祉にも求められる課題です。今後医療と福祉が文化の相違から生じる価値観の壁を乗り越え、医療と福祉が「寄り添う」という課題の下、新しい社会サービスを構築することが日本を再生するために最も重要なことであると考えています。

河幹夫／堂園晴彦

※この文章は厚生労働省社会保障担当 河幹夫参事官の講演を基に、河様の許可を得、わたしの考えを加筆したものです。

良医を育てるシステム作りを早急に

仙台で起こった準看護士筋弛緩剤点滴事件（二〇〇〇年）は、終末期医療に携わっているわたしにとっては衝撃的事件でした。

この事件をニュースで聞き、京都の京北病院の医師が同じ方法で安楽死を引き起こした事件（一九九六年）をすぐに思い出したのは、わたしだけではないでしょう。もし、今回の事件が京都の事件にヒントを得ているとすれば、医師は自分たちの行為がコ・メディカル（医療スタッフ）に及ぼす影響力の強さを再度認識しなければなりません。

マラソンの小出義雄監督は、

「選手は監督の言うとおりには育たない。監督のしているとおりに育つ」

と言っています。このことばは子育てを含めあらゆる師弟関係に当てはまります。

翻って医学の世界はどうでしょう。良医が育つような臨床教育をしていると自信を持って言える臨床系の教授が何割位いるでしょうか。二〇〇〇年の緩和医療学会のシンポジウムで緩和医療に最も興味を示さないのが教授であるとの発言がありましたが、教授ばかりでなく、わたしのような組織のトップである院長も同じです。教授や、院長や指導医である前にもう一度医療の原点に立ち戻る勇気を持たなければ、この国の医学は単なる分析の科学に成り果ててしまう気がしてなりません。

二〇〇〇年の十二月二十二日から二十八日まで、インドのコルカタにあるマザー・テレサの施設にボランティア研修に行ってきました。目的は本格的にホスピスを始めて四年が過ぎ、三百名余りを看取りましたが（約四割は在宅）、自分自身がホスピスを始めるにあたり精神的支柱であったマザー・テレサ（わたし自身はキリスト教徒ではありません。あえていえばマザー・テレサ教徒である）の取り組みを直に体験することで、今のままのケア方針でいいのか、自分の医療を検証したかったたからです。

マザー・テレサの施設は便利なものをあえて排除しています。電気洗濯機があれば洗濯の時間が短縮され、マンパワーも少なくてすむのにと、つい考えたくなります。そういえば、蛍光灯も見なかった気がします。マザー・テレサは人間の手のもつ力をご存知だったのでしょう。人は不便だからこそ、自分の力の必要性を確認できるのかもしれません。手作業が作業する人に与える満足感や達成感、また、幸福感を知り尽くしておられたのでしょう。

良医を作るシステムを日本中の人が望んでいるに違いありません。今真剣に日本の医療を考えなければ、アメリカ資本の医療に日本中が席捲《せっけん》されてしまいそうな気がしてなりません。

「もしわたしたちの仕事が、ただ単に病人の体を清め、彼らに食事を食べさせ、薬をあたえるだけのものだったとしたら、センターはとっくの昔に閉鎖されていたことでしょう。わたしたちのセンターで一番大切なことは、一人の魂と接する機会が与えられているということなのです」（マザー・テレサ）。

マザー・テレサの施設には、この精神が脈々と流れていました。日本の医療を何とかしたいものです。早急に良医育成に取り組まなければ、二十一世紀は医師にとっても患者さんにとっても不幸な世紀になると思います。

最近感動した伊集院静氏の文章から師弟関係の持つ意味を深く学びました。

「人間が若い時に何かを学ぶということは、たとえその期間が、その人の人生の中のほんのひとときであったにせよ、教える人の誠実な姿勢を学ぶものに素直な姿勢があれば長い歳月が過ぎ去った後でもその教えは学んだ者の胸の中に刻まれ消えることがない。

若い人に学問（仕事、物事と言い換えてもいい）を教える行為と、それを教わろうとする若い人の向学心（探究心、志でもいい）の間にあるものは、わたしたちが生涯で経験するものの中で、かなり上等なものだとわたしは思う。

伊集院静」

記事より引用

明日に架ける橋、二十一世紀に目指す医療

生きていくということは単に命がある、心臓が動いているということではないはずです。家族、友、恋人、仕事仲間、学友などと、思い出を語らい、また、食事をし、酒を飲みながら世間話や馬鹿話をし、笑い、怒り、涙を流すことが生きていくということであり、基本的生活だと思います。そして、この基本的生活は、たとえ

がんやエイズをはじめ、種々の病気のため終末期を迎えつつある患者さんにも健康な人と同様に、当然の権利として与えられるべきものだと思います。

しかし、現在の医療は、治癒させることが、第一の目的であるため、終末期を迎えつつある患者さんに適切な治療やケアを施行できる施設やシステムが確立されておらず、そのため、病院という収容所に隔離されている状況にあります。最近緩和ケア病棟が多く開設されていますが、残念ながら一般病棟の延長線上の施設をよく見かけます。

わたしは、終末期の患者さんが、上述のような基本的生活を送ることができつつ、適切な医療を受けることができる施設をつくりたいと、かねがね思っておりました。つまり、日常生活の決定権は患者さん自身にあり、病気に対しては自分自身が主治医であるという意識を持つことができ、また、自分の部屋のように家族や友人と語らいができ、愛する人と手を握りあって眠ることができる施設をつくりたかったのです。誰もが自宅で、自分の部屋で眠るごとく息をひきとりたいものです。そうでなければ、ぎりぎりまで自分の部屋で暮らしたいものです。

わたしが目指すのは、「もう一度行きたい、ここで死にたい」と思いたくなるような施設であり、もしそれが病院であるなら、堂園メディカルハウスのような施設はそのような病院が全国に普及する第一歩になると思います。

「感動は勝利者のみにあるものではない」そして、幸福は才能に応じて来るのではなく、努力に応じて来るものです。名も無く貧しくても、努力してきた人が、安らかに最期を迎えられる施設が欲しいと思い、その第一歩として堂園メディカルハウスを設立しました。この堂園メディカルハウスをはじめ、これからの事業計画を「フロックコートプロジェクト」と名付けました。

がんの緩和ケアは、英語ではパリアティブケアと言いますが、パリアティブの意味には、北風の寒い日に旅人にフロックコートを掛けてあげるという意味もあるそうです。つまり、この計画に参加する人、建物が、人、社会、自然を含め、地球そ

ののもののフロックコートの役目を果たすのだという理念のもとに集まり、実現する
ことを目的にしているのです。

春はまた巡ってくる

わたしは　静かな　眠りに入っています
もうそろそろ　人生が終わりに近づいていることを
知っています

可愛がってくれた　祖母や　祖父の
夢を見ました
お花畑で　遊ぶ　夢も見ました

こんな話をすると　残される　家族や　友たちが
悲しむので　とてもできません

だれか　わたしの話を　聞いてくれませんか

わたしが死んでいくのを　認めてくれませんか
わたしは　怖くありませんが　死んでいくことを
家族や友たちと　話し合えないのが
寂しく　悲しいのです

皆さんよりほんの少し　先に逝くだけです
先に逝った人と　会える　楽しみが待っています

わたしのことは　心配しないで
逝かないでより　またねで送ってください

春が　必ず　巡ってくるように
いつか　きっと　会えるでしょう

生と死の先に
希望の光が見えますように

【出典】

第1章　『緩和ケア2013年6月増刊号第2章治療・療養者の日常と生活臨床へのまなざし
―15臨床とは、ともにある医療―患者さんの五感とともにいて』より引用。

第2章　2006年南日本新聞「南点」
「異国の丘で」（10月13日）
「患者とわたし」（10月27日）
「温故知新」（11月10日）
「お見舞いの作法」（11月24日）
「風邪は万病の元?」（12月8日）
「別れの時に」（12月22日）

堂園晴彦（どうぞの はるひこ）

1952年鹿児島生まれ。医学博士。東京慈恵会医科大学卒業。学生時代に寺山修司の演劇実験室「天井桟敷」に在籍。国立がんセンターレジデント、慈恵会医科大学講師、鹿児島大学医学部講師を経て、1991年在宅ホスピスを先駆的に開始。1996年「堂園メディカルハウス」を開業。全国で初の有床診療所でのホスピス医療を開始。合言葉を「手のぬくもりとおもてなしのシャワー」とした。2001年にNPO法人「風に立つライオン」設立。2011年「NAGAYA TOWER」設立。2013年病棟を廃止し、現在は人生科外来を開設して色々の相談に対応している。
著書に『それぞれの風景』、絵本『水平線の向こうから』がある。

ともにあり続けること
著 者　　堂園晴彦

発行所　　女子パウロ会
代表者　　松岡陽子
〒107-0052　東京都港区赤坂8-12-42
Tel (03) 3479-3943　Fax (03) 3479—3944
Webサイト　http://www.pauline.or.jp/

印刷所　図書印刷株式会社
初版発行　2018年12月20日
2刷発行　2019年 1月 8日
©2018 Haruhiko Dozono Printed in Japan
ISBN 978-4-7896 -0799-5 C0047 NDC4921